• 国家卫生健康委员会"十三五"规划教材
• 全国高等学校配套教材

U0592037

供眼视光学专业用

低视力学实训指导

主　　编　周翔天

编　　者（以姓氏笔画为序）

于旭东　温州医科大学　　　　　　　　陈　斯　温州医科大学

李小曼　温州医科大学　　　　　　　　周翔天　温州医科大学

审　　校（以姓氏笔画为序）

杜　蓓　天津医科大学　　　　　　　　胡建民　福建医科大学

陈大复　南昌大学　　　　　　　　　　廖洪斐　南昌大学

赵　军　暨南大学附属深圳眼科医院　　魏　欣　四川大学

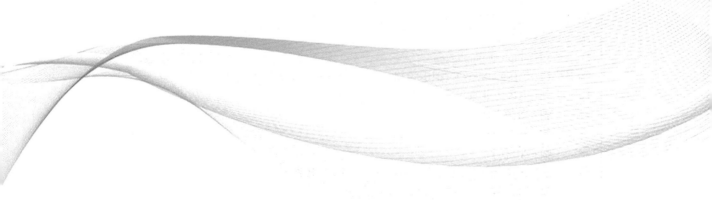

人民卫生出版社

图书在版编目（CIP）数据

低视力学实训指导/周翔天主编．—北京：人民卫生
出版社，2018
ISBN 978-7-117-26425-9

Ⅰ．①低… Ⅱ．①周… Ⅲ．①弱视－眼科学－医学
院校－教学参考资料 Ⅳ．① R777.4

中国版本图书馆 CIP 数据核字（2018）第 074323 号

人卫智网	www.ipmph.com	医学教育、学术、考试、健康，
		购书智慧智能综合服务平台
人卫官网	www.pmph.com	人卫官方资讯发布平台

低视力学实训指导

主　　编：周翔天
出版发行：人民卫生出版社（中继线 010-59780011）
地　　址：北京市朝阳区潘家园南里 19 号
邮　　编：100021
E - mail：pmph＠pmph.com
购书热线：010-59787592　010-59787584　010-65264830
印　　刷：中煤（北京）印务有限公司
经　　销：新华书店
开　　本：850×1168　1/16　印张：3
字　　数：80 千字
版　　次：2018 年 5 月第 1 版　2025 年 3 月第 1 版第 3 次印刷
标准书号：ISBN 978-7-117-26425-9/R・26426
定　　价：15.00 元
打击盗版举报电话：010-59787491　E-mail：WQ＠pmph.com
（凡属印装质量问题请与本社市场营销中心联系退换）

前　言

如何帮助低视力病人提高生活质量,提升参与社会活动与工作的能力,一直是低视力学的研究和工作重点。本书是在人民卫生出版社及《低视力学》(第3版)编委们的大力支持下,从教学实践及低视力病人有效利用残余视力掌握生活技能的角度出发,在注重内容的实用性及可操作性的基础上完成了第一版的编写。

本书共分七个部分,实训一介绍了低视力病人视功能相关的检查方法,实训二介绍了低视力病人的主觉验光方法,实训三、四介绍了低视力病人常用助视器的类型、助视器的选择及使用方法,实训五介绍了对低视力病人如何进行视觉引导,最后两部分介绍了如何训练低视力病人获得常用的生活技能。其中,对低视力病人视功能的相关检查与对其他病人的检查方法有相同相似的地方,但也有一些特殊之处,初学者应注意区分掌握。在掌握低视力病人视功能基本信息的基础上,进一步充分了解病人的视觉需求,以帮助他们选择合适的助视器,协助其生活和工作。对低视力病人进行生活技能训练也是尤为重要的一部分。盲杖是低视力病人生活中不可或缺的工具,学会如何正确使用盲杖,将为他们在行走过程中带来诸多益处。在低视力病人的日常生活环境中广泛设置各种标记,可以充分发挥他们的残余视功能并充分利用其听觉、触觉的协助,帮助其实现生活自理,同时减轻家庭负担。为了提高训练效果,读者还可参考《低视力学》(第3版)教材中的配套视频资料,从而获得更直观的认识。本书适用于各大医学院校眼视光学专业的实验教学,也适用于低视力专科医生的临床实践指导。

在本书编写过程中,得到了温州医科大学附属眼视光医院低视力中心的大力支持,在此特别感谢于旭东教授和李小曼医生,感谢他们为本教材的编写提供了宝贵的临床经验和技术指导,从而使本教材内容更加丰富、更加贴近临床。本书为《低视力学》(第3版)配套实训指导的第1版,内容难免存在一些错误和疏漏,欢迎广大师生及临床工作者批评指正。

周翔天

2018 年 3 月

目　　录

低视力病人的视功能检查

低视力病人的残余视功能评估,建立在常规检查的基础之上,是对低视力病人进行诊断、评估全过程的重点,在此基础上,视觉康复计划的拟订才能够有的放矢。低视力病人的视觉功能通常严重受损,在检查内容或方法上有别于常规检查。现将低视力病人的远近视力检查、对比敏感度检查、视野检查详细叙述如下。

一、低视力病人的视力检查

由于低视力病人视力受损严重,所以在检查上有其特殊之处,在检查工具上选择大视标多、几何增率一致、可变距使用的视力表为优,检查过程需要医生更加耐心、给予病人足够的反应时间来辨认视标。

【目的】

掌握低视力病人的视力检查方法和步骤,并注意和一般视力检查的区别。

【实训前准备】

1. **仪器和材料** 标准对数视力表、标准对数近视力表、镜片箱、遮盖板。

2. **环境准备** 检查室内明亮的照明条件,最好是自然光照明,也可根据病人的情况,选择可调节的室内照明,以达到最好视力。

3. **实训方式** 两两一组,分别作为检查者和受试者,交换进行视力检查。受试者配戴合适瞳距的试镜架,其上放高度数试镜片(比如 +10.00D 或 −10.00D)来模拟低视力病人。

【实训内容】

(一)**远视力检查**(标准对数视力表)

检查步骤

1. 打开视力表电源,使得视力表被均匀照明,放置于受试者正对面 5m 处开始检查。

2. 先检查右眼,此时用遮盖板遮盖左眼。

3. 让受试者从大到小依次读出视标方向,积极鼓励受试者读出或指出他 / 她能看清的最小一行视标的方向(或字母 / 数字),允许转动眼位、头位、甚至体位获得最好视力,要注意保持检查距离不变。即使受试者自己认为该眼已经完全没有视功能,也应该积极鼓励他 / 她查出该眼的实际视力。当半数以上的视标不能辨认时,停止该眼检查。

4. 如果受试者在 5m 检查距离不能读出最大一行的视标,可以将视力表移至 2.5m 处检查;如仍不能读出最大视标,可以移至 1m 处检查;如 1m 处能辨认出最大视标,表示病人有 0.01 的视力。

笔记

5. 对于 1m 处也无法读出视标的受试者,可以更换视力表为一些低视力病人专用的本式视力表,如"The original distance test chart for the partially sighted by William Feinbloom"(图1-1)。该视力表可变距使用,每一页上均标有视标的设计距离,视力即为检查距离与视标设计距离的比值。检查时,逐页翻开视力表,鼓励病人读出或指出他(她)能看清的最小一行数字,直到无法辨认为止。

6. 遮盖右眼,检查左眼,重复上述检查步骤。

7. 双眼同时去遮盖,检查双眼视力。

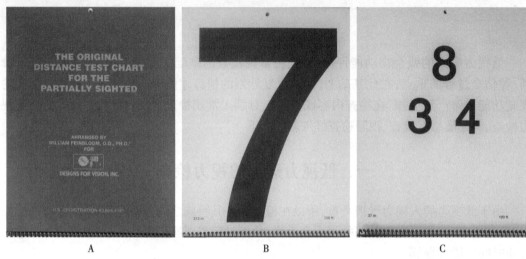

图 1-1　美国 William Feinbloom 教授设计的低视力病人专用本式
视力表(The original distance test chart for the partially sighted)
A. 视力表封面　B. 213m 设计距离视标　C. 37m 设计距离视标

注意事项

1. 关于照明　低视力病人和普通病人不同,对照明的依赖性更强,房间照明最好可调,以适应不同病人检查需求。视力表应当均匀照明,若安装一个可变电阻,则可使每一位病人获得所适合的照明。

2. 低视力病人行动不便,视力表应当可移动,方便变距检查。EDTRS 视力表即是包含足够大视标、可移动、照明均匀的视力表,在低视力门诊广泛使用。

3. 视力表应置于和地面垂直的位置,并和病人面对面,可以减少眩光。

4. 对于随访的病人,在已知既往视力的情况下,应从好眼开始检查,后检查差眼,以建立病人的信心。

5. 同一病人的每次随访,要使用同一种类型的视力表,保证检查结果的稳定性。

6. WHO 最新的视觉损伤定义强调"生活视力"的意义,前来就诊的病人在日常生活中所呈现出来的视力状态更能反映出病人的真实视功能。所以低视力病人的视力检查,需注意记录病人在日常生活中是否配戴矫正眼镜,若戴镜,则应分别检查裸眼视力以及戴镜视力。

结果记录

1. 双眼视力应分别记录　V_{OD} 代表右眼视力,V_{OS} 代表左眼视力,V_{OU} 代表两眼同时看的视力,要分别检查裸眼视力和配戴习惯矫正处方眼镜后的视力。

2. 每眼记录的视力,应是一半以上视标可辨认的最小那一行视力,并在记录的视力后面写上"−"号,记录读错视标个数,如其下一行视标也有几个能辨认出来,则在记录的视力后面写上"+"号,并记录可读的视标个数,比如 0.2^{-1}、0.1^{+2}。

笔记

3. 如果病人在检查过程中反应异常,例如反应慢等,应该予以记录。

4. 如果病人必须走近视力表才能辨认最大的视标,则应用对数视力表变距使用的原理,求出其视力值。

5. 如果病人戴望远镜,也需检查戴望远镜的视力,并记录望远镜的型号和放大率。

(二)近视力检查(标准对数近视力表)

检查步骤

1. 调整近视力表照明,将光线从上、后方照在视力表上,不要直接照在病人的眼睛上。检查距离 25cm。

2. 先检查右眼,此时用遮盖板遮盖左眼。

3. 让受试者从大到小依次读出视标方向,积极鼓励受试者读出或指出他(她)能看清的最小一行视标的方向(或字母/数字),允许转动眼位、头位、甚至体位获得最好视力,要注意保持检查距离不变。即使受试者自己认为该眼已经完全没有视功能,也应该积极鼓励他(她)查出该眼的实际视力。当半数以上的视标不能辨认时,停止该眼检查。

4. 如果受试者在 25cm 检查距离不能读出最大一行视标,可以慢慢移近视力表,直到病人刚能读出最大的视标,记录该检查距离。如仍不能读出视标,则进一步以指数、手动或光感检查视力。

5. 遮盖右眼,检查左眼,重复上述检查步骤。

6. 双眼同时去遮盖,检查双眼视力。

结果记录

同远视力结果记录方式。

二、低视力病人的对比敏感度检查

对比敏感度检查方法有很多,对于低视力病人,因视力受损严重,远距离对比敏感度检查很难进行,现列举两种近距离对比敏感度检查方法。

【目的】

掌握低视力病人的近距离对比敏感度检查方法。

【实训前准备】

1. **仪器与材料**　汉字两对比度阅读视力表、Mars 数字对比敏感度检查表、镜片箱、遮盖板。

2. **环境准备**　检查室内明亮的照明条件,最好是自然光照明,也可根据病人的情况,选择可调节的室内照明,以达到最好视力。

3. **实训方式**　两两一组,分别作为检查者和受试者,交换进行对比敏感度检查。受试者配戴合适瞳距的试镜架,其上放高度数试镜片(比如 +10.00D 或 –10.00D)来模拟低视力病人。

【实训内容】

(一)阅读视力检查(汉字两对比度阅读视力表)

通过汉字两对比度阅读视力表(图 1-2),评估病人的残余阅读功能,通过比较高对比度与低对比度下阅读视力的区别,早期发现对比敏感度的丧失,尤其是低对比度下的视力丧失情况,监测某些眼病的进展情况、手术前后对比度的改善情况等。

检查步骤

1. 调整近视力表照明,将光线从上、后方照在视力表上,不要直接照在病人的眼睛上。检查距离 40cm。

2. 先检查视力较好的眼,此时用遮盖板遮盖视力较差的眼。

3. 先检查 100% 对比度的一面,让受试者逐行依次读出每一行所有视标,积极鼓励受试者读出他(她)能看清的最小一行视标,允许转动眼位、头位、甚至体位获得最好视力,要注意保持检查距离不变。即使受试者自己认为该眼已经完全没有视功能,也应该积极鼓励他(她)查出该眼的实际阅读视力。每行读对六个汉字可以认为其具有该行的阅读视力。

4. 如果受试者在 40cm 检查距离不能读出最大一行的汉字,可以慢慢移近视力表,直到病人刚能读出最大一行的汉字,记录该检查距离。

5. 遮盖视力较好的眼,检查视力较差的眼,重复上述检查步骤。

6. 双眼同时去遮盖,检查双眼阅读视力。

7. 在检查完 100% 高对比度一面的阅读近视力以后,检查低对比度一面的阅读视力,方法同前。

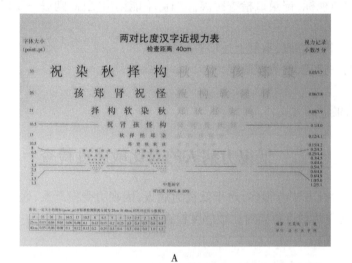

图 1-2 汉字两对比标准对数视力表
A. 复杂笔画阅读视力表 B. 简单笔画阅读视力表

笔记

注意事项

1. 对于非低视力病人,低对比度视力和高对比度视力大概相差 3 行。如果视力相差大于 3 行,则提示对比敏感度受损。

2. 阅读视力的好坏可能会与汉字笔画的多少、结构的复杂程度有一定关系。

3. 增强照明不会改变对比度,但可以改善病人的敏感度。

4. 检查对比敏感度视力时,需要配戴最佳远矫正处方眼镜,对老视病人可适当添加一定度数的阅读近附加镜片(如 +2.50D)来改善近视力。本次实训的目的在于学会低视力病人的对比敏感度检查方法,并体验低视力病人的视觉状态,故实训时,无需配戴最佳矫正眼镜。

结果记录

分别记录高对比度以及低对比度下的阅读视力,余同远视力检查结果记录方式。

(二)Mars 数字对比敏感度视力检查

对于视力严重受损,难以分辨高空间频率视标的低视力病人,可采用具有单一空间频率的 Mars 对比敏感度检查表(图 1-3)来检查病人的对比敏感度视力。Mars视力表有字母式和数字式两种,在国内数字式更为实用。一套 Mars 对比敏感度视力表包含 3 张,每一张上均包含 8 行 6 列相同大小的视标。

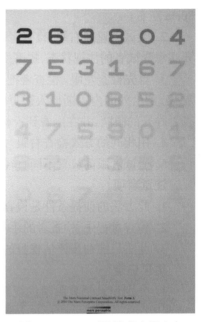

检查步骤

1. 检查距离 50cm。

2. 先检查视力较好的眼,此时用遮盖板遮盖视力较差的眼。

3. 随机抽取 1 张对比敏感度视力表,让受试者按顺序从前往后逐行依次读出视标,积极鼓励病人读出他 / 她能看清的最淡的一个视标,允许病人转动眼位、头位、甚至体位获得最好视力,要注意保持检查距离不变。当读错一个视标时,应继续往后阅读,注意记录受试者断续读错的视标个数;当受试者连续两个视标不能辨认时,停止该眼检查,并记录该视标位置。

图 1-3　Mars 对比敏感度视力表

4. 在剩下的 2 张对比敏感度视力表中随机抽取 1 张,检查对侧眼。重复上述检查步骤。

5. 用剩余的最后 1 张对比敏感度视力表,检查双眼,重复上述检查步骤。

结果记录

每一个视标的对比敏感度值为 0.04,因此受试者的对比敏感度值为读对的视标总数乘以 0.04,如其前有读错的视标,也需予以扣除。如右眼检查时一共读至第 3 行第 5 个视标,其前读错 1 个,则对比敏感度视力为 0.64;左眼检查时一共读至第 4 行第 1 个视标,其前间断读错 2 个,则对比敏感度视力为 0.68。记录为:CSV OD 0.64,OS 0.68。

三、低视力病人的视野检查

视力代表黄斑中心凹视觉敏锐度,视野则代表周边视力,注视点 30° 以内的范围称为中心视野,30° 以外的范围为周边视野。视野是视功能的一个重要方面,视野检查方法众多,如对比检查法、平面视野计检查、弧形视野检查、Amsler 方格检查、Goldmann 视野检查、自动视野检查以及微视野计检查等,其中 Goldmann 视野检查是视野检查的金标准。对低视力病人,对比视野检查、Amsler 方格检查、微视野计检查尤为常用。本次实训主要练习 Goldmann 视野检查以及对比视野检查方法。

笔记

（一）对比视野检查

目的

掌握对比视野检查方法并初步评估病人是否有视野缺损。

实验前准备

1. **仪器与材料**   遮盖板、镜筒（直径分别为 20mm、30mm、40mm）。

2. **环境准备**   检查室内自然光均匀照明。

3. **实训方式**   两两一组，分别作为检查者和受试者，交换进行视野检查。分别检查正常状态下的视野以及模拟视野受限状态下的视野。采用不同直径的镜筒模拟管状视野。

检查步骤

1. 受试者平坐，头直立，摘掉眼镜。检查者以相同的高度平坐，两人面对面，相隔 60~80cm 左右。

2. 受试者遮盖右眼，检查者闭左眼，检查者和受试者互相注视对方睁开的眼睛，检查者要注意受试者的注视状态，提醒受试者保持注视。

3. 首先检查左眼。检查者把视标（铅笔或者检查者的手指）从至少四个象限（上、下、鼻、颞）分别由外向内逐渐伸入视野中，视标慢慢地从周边向中间移动，受试者始终保持注视检查者睁开的眼睛，并在刚看到视标时告诉检查者。记录受试者相对于检查者的视野范围。

4. 用相同的方式检查右眼。

5. 受试者眼前放置不同直径的镜筒，模拟管状视野，重复上述检查步骤。

注意事项

1. 此方法的前提条件是检查者的视野必须正常。

2. 检查过程中，检查者的手指需位于检查者和受试者中间。

3. 此法只能初步评估视野的周边界限，不能检查其中有没有缺损区——即暗点。

结果记录

1. 分别记录每只眼睛的视野状态，如果视野正常，记录"完整"；如果视野不正常，记录"受限"。

2. 如果视野受限，应指出受限的象限，例如：

对比视野（FCF）：OD 完整，OS 完整；

对比视野（FCF）：OD 完整，OS 颞侧受限；

对比视野（FCF）：双眼右上象限受限。

（二）Goldmann 视野检查

目的

掌握 Goldmann 视野检查方法，学会判断病人是否有视野缺损。

实验前准备

1. **仪器与材料**   遮盖布、不透明贴膜试镜架、Goldmann 视野计（图 1-4）。

2. **环境准备**   相对暗环境。

3. **实训方式**   两两一组，分别作为检查者和受试者，交换进行视野检查。分别检查正常状态下的视野以及模拟视野受限状态下的视野。Goldmann 视野检查时采用贴了不透明贴膜的试镜架模拟视野受限病人的视野。

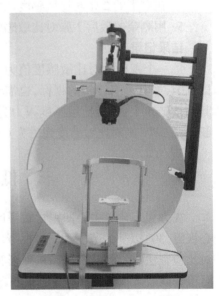

图 1-4　Goldmann 视野计

 笔记

4. 仪器准备

（1）打开仪器电源和开关。

（2）检查望远镜的位置,伸缩镜筒调整到合适的位置。

（3）安装好记录用图表纸,记录纸上的横轴与记录纸上的0°~180°线相吻合,纵轴与90°~270°线下面的白线对齐。

（4）确认投影视标闪烁切换控制开关已经朝上（D侧）。

（5）将受试者应答蜂鸣器装在蜂鸣器插座上,如果音量和音调已经调节合适,则不用再进行任何调节。

（6）将投影视标亮度设定在1430 lx,通过用观察者望远镜来看圆弧内壁内侧的光亮度和投影在背景光亮度调节用移动平板上亮度的对比情况,使它们处在基本相同的光亮度上。

检查步骤

1. 动态视野的测定

（1）将视野计的照明灯打开,使受试者的眼睛有2~3分钟时间的适应过程。

（2）调整额托架的高度,用观察者望远镜观察受试者眼睛的位置,固定好受试者的头部。

（3）设定投影视标的大小和光亮度,通过各种面积大小和亮度的组合来测定视野。视标的大小、亮度可记录在记录用图表右下部的记录栏里。

（4）用通俗易懂的语言向受试者介绍检查过程及需要他配合的注意事项。

（5）解释完毕后开始检查,先检查好眼,遮盖差眼。投射视标到圆弧内壁,操纵比例绘图架以每秒3°~5°的速度作向心移动,告知受试者,一旦看见视标,立即告知检查者,检查者即记录该位置。然后每隔45°在各经线上用同样的方式进行测定。将上述根据视标所确定的各点平滑地连接起来,即为等视线。

（6）V/4的视标面积大小与光亮度的测定结束后,要将视标面积大小调节拨叉拨回Ⅰ（1/4mm^2）,其余的拨叉全部拨回1.00的位置,此时的透光率为Ⅰ/4。视标面积和视标光亮度的组合可以以这样的顺序进行检测,即Ⅰ/3、Ⅰ/2、Ⅰ/1。用同样的方式继续检查并记录。

（7）检测生理盲点:在中心偏颞侧约15°,水平经线3°以下的中心处,将Ⅰ/4的视标先在那里停一下,然后打开灯光,确认受试者是否看得见视标。

（8）取下记录纸。

（9）检查差眼,方法同上。

2. 静态视野的测定

（1）转动固视点投射点数变化螺帽,可将投射点由一点切换成四点。使记录用量尺的右侧边缘与记录用图表纸的中心位置0°对准。使用投影视标闪烁控制拨叉往下按约1秒,然后再抬起来,开始投影视标。

（2）进行中心固视点的四周以及中心固视点四周3°范围内检查时,要让受试者在固视点投影1点视标下进行注视检查。

（3）在超过3°范围测定时,要先告诉受试者注意看圆弧内壁中心部较小的固视点。

（4）当利用视野计圆弧中心的固视点作为中心进行测定时,要将静态视野测定装置安装在靠近视野计左侧（从检查者方向看）。

（5）将视觉感知的各点用线连起来,就可以得到静态视野测定结果图。

（6）取下记录用图表纸,替换另一只眼睛作检查。

注意事项

在30°内测定时,Ⅰ/3、Ⅰ/2、Ⅰ/1等的等视力线（isopter）不是很容易得到,因而可能描述得不够完整,在这种情况下可装上合适的矫正视力镜片来检查视野岛的顶点。

笔记

附　低视力病人的视功能检查实训记录单

一、用适当度数的正透镜（置于一眼前）**和负透镜**（置于另一眼前）**将实习对象模拟成低视力病人,并记录:**

眼前所放置的镜片屈光度:右眼＿＿＿＿＿＿＿,左眼＿＿＿＿＿＿。

1. 远视力:右眼＿＿＿＿＿＿＿,左眼＿＿＿＿＿＿。

检查视力表名称:＿＿＿＿＿＿＿＿＿＿＿＿＿。

2. 近视力:右眼＿＿＿＿＿＿＿,左眼＿＿＿＿＿＿。

检查视力表名称:＿＿＿＿＿＿＿＿＿＿＿＿＿。

3. 对比敏感度视力

（1）汉字两对比阅读视力:

100% 对比度:右眼＿＿＿＿＿＿＿,左眼＿＿＿＿＿＿。

10% 对比度:右眼＿＿＿＿＿＿＿,左眼＿＿＿＿＿＿。

（2）Mars 对比敏感度视力:右眼＿＿＿＿＿＿＿,左眼＿＿＿＿＿＿。

二、用镜筒模拟管状视野,做对比视野检查,并记录:

1. 眼前所放置的镜筒直径:右眼＿＿＿＿＿＿＿,左眼＿＿＿＿＿＿。

2. 分别记录每只眼睛的视野状态:右眼＿＿＿＿＿＿＿,左眼＿＿＿＿＿＿。

三、用不透明贴膜试镜架模拟视野缺损,做 Goldmann 视野检查,分别检查动态视野以及静态视野,提交视野检查记录单。

实训二

低视力病人的主觉验光

在无法通过准确检影或电脑验光来提供初始验光度数的情况下,临床上常常采用最小可觉察差异(just noticeable difference,JND)主觉验光法对低视力病人进行主觉验光,其本质是插片验光的一种。最小可觉察差异是能诱导出清晰和模糊间明显改变的最小屈光力。

【目的】

掌握最小可觉察差异(JND)主觉验光法。

【实训前准备】

1. 仪器和材料　试镜架、镜片箱、ETDRS 视力表、遮盖板、磨砂镜片

2. 环境准备　检查室内明亮的照明条件,最好是自然光照明,也可根据病人的情况,选择可调节的室内照明,以达到最好视力。

3. 实训方式　两两一组,分别作为检查者和受试者,交换进行视力检查。受试者配戴合适瞳距的试镜架,其上放高度数试镜片(比如 +10.00D 或 −10.00D)来模拟低视力病人。

4. 受试者无法看到 20/20 是正常现象,不必紧张,但是我们仍然希望验光结果尽可能接近受试者配戴着透镜的度数。

【检查步骤】

1. 球镜度数确定,即最佳视力下的最大正球镜。

2. 柱镜度数确定,采用交叉柱镜法确定散光。

3. 再次调整球镜。

4. 重复上述步骤为对侧眼做主觉验光。

下面分别对每一个步骤做详细讲解。

【实训内容】

(一)球镜度数确定

检查步骤

1. 初始远视力检查,具体详见实训一。

2. JND 计算

(1)将所测得的视力转换成 20 英尺(1 英尺 =30.48cm)Snellen 视力的表达形式,即检查距离(20 英尺)/ 设计距离(英尺);

(2)JND= 设计距离 ×0.01(D),或 JND= ± 0.5 ×(设计距离 ×0.01)(D)

3. 验光

(1)配戴合适瞳距的试镜架,遮盖较差眼。

笔记

11

（2）分别将屈光力为 0.5×JND 的正负透镜置于好眼前，嘱病人看最佳视力的上一行，比较哪一个镜片下视标更清晰。如 JND=1.00D，则 0.5×1.00=0.5D，用 +0.50D 和 –0.50D 作为初始透镜，嘱病人看最佳视力的上一行，分别让病人比较 +0.50D 更清晰还是 –0.50D 更清晰。如果初始透镜下病人未能察觉差异，可试用较高度数透镜作为起始验光透镜。

（3）病人每做出一次选择，就在试镜架上添加一个 JND 量，直到再次选择时，变为相反方向镜片清晰，则在试镜架上添加一半的 JND 量，并检查矫正视力。

（4）若视力有改善，则再次计算 JND，重复步骤 2、3，直到获得最佳视力下的最大正镜。若视力无改善，则停止检查。

例1 某病人屈光介质浑浊，无法通过仪器获得初步验光度数。请采用 JND 主觉验光法求得球镜度数。

具体步骤如下：

1. 检查视力 双眼中好眼视力为 0.05。

2. 计算 JND 将 0.05 转化为 Snellen 视力，为 20/400，JND=400×0.01D=4.00D，用 ±2.00D 的 JND 开始验光。

3. 开始验光 配戴合适瞳距的试镜架，遮盖较差眼。将 +2.00D、–2.00D 镜片分别放在试镜架上，嘱病人比较哪一个镜片下视标更清晰，病人诉 +2.00D 较清晰，则在试镜架上放置 +4.00D；现在试镜架上镜片为 +4.00D。再次比较加上 +2.00D、–2.00D 哪个清楚，病人仍诉加上 +2.00D 透镜较清晰，则将试镜架上的 +4.00D 透镜换成 +8.00D；现在试镜架上镜片为 +8.00D。再次比较加上 +2.00D、–2.00D 哪个清晰，病人诉加上 –2.00D 较清晰，则到了反转点，将试镜架上的 +8.00D 透镜换成 +6.00D。

4. 检查视力，再次计算 JND，并重复上述步骤，直到获得最佳视力下的最大正镜。也可暂不检查视力，根据经验直接减少 JND 的量，如改为 +1.00D/–1.00D，之后再改为 +0.5D/–0.50D 镜片进行测试。当视力没有改善时，则检查终止。

（二）矫正散光

用 Jackson 交叉柱镜（JCC）确定散光的轴向和散光量。因为低视力病人视力受损严重，常规 ±0.25D JCC 难以使其感到明显差异，故在低视力病人的 JCC 选择上，根据经验，得出如表 2-1 的选择依据，即所选择 JCC 透镜的度数取决于球镜全矫后的视力。具体的 JCC 操作方法和常规主觉验光方法的 JCC 操作方法相同，首先确定轴向，然后确定度数。

表 2-1　JCC 透镜度数选择

Sellen 视力	JCC 透镜度数
正常视力	±0.25D JCC
20/30~20/50	±0.50D JCC
20/50~20/100	±0.75D JCC
20/100 或更差	±1.00D JCC

检查步骤

1. 根据球镜全矫后的视力，选择适合的 JCC。

2. 确定初始柱镜的轴向。将 JCC 屈光力子午线分别放置在 90°、180°、45° 和 135° 上，比较哪一个方向更清楚，然后将试验柱镜放置于最清晰的方向上。

3. 确定柱镜的轴向。在病人眼前放置 JCC，手柄和初始柱镜的轴向一致，翻转 JCC，让病人比较第一面和第二面哪个更清楚。向清晰一面的红点方向转动 JCC 30°，再次比较第一

笔记

面和第二面哪个更清晰。根据病人的反应微调 JCC 轴向,直到两面差不多清晰。轴向调整的量与综合验光仪上一样,按照 30° → 15° → 5° → 1° 的顺序进行。

4. 确定柱镜的度数。在病人眼前放置 JCC,白点或者红点和初始柱镜的轴向一致,翻转 JCC,嘱病人比较哪一面更清晰,若病人诉白点一面更清晰,则减少负镜度数;若诉红点一面更清晰,则增加负镜度数。直到两面同样清晰或无法辨认区别时停止。

例 2　病人球镜矫正后的视力为 20/200。试用手动 JCC 方式确定柱镜的方向和量。

具体步骤如下:

1. 球镜矫正后的视力为 20/200,根据经验选用 ±1.00D JCC。

2. 确定初始柱镜的轴向。将 JCC 屈光力子午线分别放置在 90° 和 180° 以及 45° 和 135° 上,比较哪一个方向更清楚;病人诉 −1.00D 方向 180° 更清楚,则在试镜架上放置 −1.00D 柱镜,轴向 180°,作为初始柱镜。

3. 确定柱镜的轴向。在病人眼前放置 JCC,手柄方向在 180°,翻转 JCC,让病人比较第一面和第二面哪个更清楚,并将透镜向清晰一面的红点方向转动 JCC 30°,再次比较第一面和第二面哪个更清晰。根据病人的反应微调 JCC 轴向,直到两面差不多清晰,假设此时轴向为 145°。

4. 确定柱镜的度数。将试镜架 −1.00D 柱镜轴向调整为 145°。在病人眼前放置 JCC,白点和初始柱镜的轴向一致,即在 145° 方向上比较 +1.00D 和 −1.00D 柱镜哪一面更清晰。病人诉 −1.00D 一面更清晰,则将试镜架上 −1.00D 的柱镜换成 −2.00D 柱镜,轴向不变(145°),并将球镜增加 +0.50D;现在试镜架上的柱镜为 −2.00D,轴向 145°。在病人眼前加轴向为 145° 的 +1.00D 和 −1.00D 柱镜,再次比较,如果病人诉加上 +1.00D 轴向 145° 透镜较清晰,将试镜架上 −2.00D 的柱镜换成 −1.00D 柱镜,轴向不变,说明 ±1.00D 的 JCC 变化量太大,调整为 ±0.50D 的 JCC 交叉柱镜继续进行,直至找到病人感觉不出 JCC 变化,即为终点。

(三)再次调整球镜

散光矫正后,病人的视力有所提高,应用 JND 技术再次矫正至最佳视力下的最大正镜。

(四)重复上述步骤为另一眼做主觉验光

重复上述步骤,完成对侧眼的主觉验光。

【注意事项】

1. 视力提高后应及时减少 JND 的量。

2. 确定球镜度数时,当病人诉某一透镜更清晰或进入调整和微调阶段的时候,应鼓励病人看下一行更小的视标。

3. JCC 过程中注意保持球柱平衡,每增加 −0.50D 柱镜,应增加 +0.25D 球镜,每减少 −0.50D 柱镜,应增加 −0.25D 球镜。

4. JCC 过程中,当病人诉某一面较清晰,检查者准备调整柱镜量的时候,应鼓励病人看下一行更小的视标。

【结果记录】

本实验中分别记下眼前所加未知透镜的编号和验光的结果。

实训三

远用助视器的认识、验配和使用训练

【目的】

1. 掌握远用助视器的验配和使用。
2. 熟悉远用助视器的种类、结构和用途。

【实训前准备】

1. **仪器和材料** 各种类型远用助视器、各种远距离视标、磨砂镜片、白板、标记笔、视觉训练图谱。

2. **实训方式** 两两一组,分别作为检查者和受试者,交换进行助视器验配,采用磨砂镜片或高度数镜片(如 +10.00D 或 −10.00D)的方式模拟低视力病人。用望远镜进行视觉训练,练习定位、注视、调焦、跟踪以及追踪功能,记录视觉训练的要点,体会如何使用望远镜提高视觉效率。

【实训内容】

(一) 远用助视器的认识

1. **光学设计类型** 光学远用助视器即望远镜助视器(以下简称望远镜)。根据望远镜的光学设计类型,可分为伽利略望远镜和开普勒望远镜。望远镜包括两个光学部件,即物镜与目镜。物镜在所观察目标一侧,通常是正透镜。目镜在观察者眼睛一侧,是屈光力较物镜大得多的负透镜或正透镜。目镜的正负与望远镜的类型有关(表 3-1)。

表 3-1 伽利略望远镜与开普勒望远镜的比较

属性	伽利略望远镜	开普勒望远镜
物镜	正透镜	正透镜
目镜	负透镜	正透镜(屈光力大于物镜)
转像系统	不需要	需要加三棱镜变倒像为正像
镜筒	较短	较长
重量	轻,可以装在眼镜上	重,多为手持式
光学设计	简单	复杂
焦距	可为调焦及非调焦式	常为调焦式
放大倍率	常用的为 2 倍左右	可高达 10 倍
像质	周边畸变明显	周边畸变轻,成像质量及亮度佳

笔记

14

2. 临床常见远用光学助视器

（1）眼镜式望远镜：眼镜式望远镜（图3-1）是低视力门诊常用的助视器。该望远镜外壳、镜片均为塑料制品，重量较轻，还附有不同屈光度数的阅读帽，以备近用。

（2）单筒手持望远镜：单筒手持望远镜（图3-2）常用的有两种规格，一种 4×12，放大倍率为 4 倍；另一种 8×21，放大倍率为 8 倍。这两种望远镜均可调焦，能看清楚的范围约为眼前 30cm 到无限远。

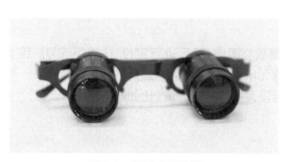

图 3-1　眼镜式望远镜

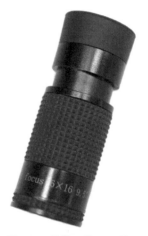

图 3-2　单筒手持望远镜

很多望远镜上标明 8×20,7°，它的含义是该望远镜的放大倍率为 8×，物镜的直径为 20mm，视野大小是 7°。如病人视力在 0.1 或以上，可使用 2.5~4 倍的望远镜，而视力低于 0.1 时，可使用 4~8 倍的望远镜。

（二）远用助视器的验配

验配步骤

1. **选择康复方式**　根据病人的双眼视力情况以及病人的使用要求，确定单眼康复还是双眼康复。若病人双眼视力相对平衡，应优先选择双眼康复；若病人双眼视力相差较大，应选择单眼康复。

2. **确定放大倍率**　根据病人最佳远矫正视力，及其与康复需求之间的差距，决定病人需要的放大倍率，通常要把病人的远视力康复到 0.3 或 0.3 以上（通常康复到 0.4 或 0.5）。因为望远镜的倍率越大，视野越小，故在满足视力的情况下，尽量选择放大倍率小的望远镜。通常，如病人视力在 0.1 或以上，可使用 2~2.5 倍的望远镜，而视力低于 0.1 时，可使用 4~8 倍的望远镜。

3. **检查配戴望远镜后的视力**　选择相应倍率的望远镜，并检查配戴望远镜后的视力。

4. **试戴**　根据病人试戴反馈，了解配戴后清晰度以及舒适度等情况，如有必要，调整助视器种类以及放大倍率。

例　某病人其最佳远矫正视力为 V_{OD} 0.02，V_{OS} 0.1，其验配步骤具体如下：

（1）选择康复方式：该病人双眼视力相差较大，故选择单眼康复方式，即单筒望远镜。

（2）确定放大倍率：将矫正视力较好眼（左眼）从 0.1 康复到 0.4，需要 4 倍的放大率。

（3）检查配戴望远镜后的视力：如病人试戴 4 倍单筒望远镜成功看清 0.4 行的视标，则可以选择 4 倍单筒望远镜；如他不能看清 0.4 行的视标，可以选用更高放大倍率的望远镜；如他能看到 0.6 行或更小的视标，可以适当选择放大倍率稍低的望远镜。

（4）病人试戴望远镜后感觉 4 倍望远镜最舒适，故最终确定采用 4 倍单筒手持望远镜。

笔记

（三）望远镜的使用和视觉训练

望远镜训练按照先简单后复杂,先低倍后高倍,先静止训练后动态训练的顺序逐步进行。训练内容包括目标定位、注视及调焦功能训练、跟踪训练、追踪训练和搜寻训练。在训练前,首先告知病人望远镜因为放大率的关系,视野相对缩小,望远镜下景物和现实情况有所区别,也正因为如此,望远镜只能在静态下使用,不可边走路边使用。

1. 目标定位训练

训练步骤

（1）指导者先以病人为目标,二者之间距离为 2~3m,调节焦距,直到看清病人为止。

（2）将已经调好焦距的望远镜递给病人,两人之间相对位置不变,首先让病人在不配戴望远镜的情况下看指导者,并保持视线不动,缓慢将望远镜放在眼前并清晰地看到指导者。重复数次,直到可以熟练定位。

注意事项

（1）如果寻找目标有困难,可用一纸筒放在眼前,然后进行定位、注视等练习。因为纸筒的孔径比较大,易于获得成功。纸筒训练无困难以后,再戴望远镜进行训练。

（2）各种训练方法均不满意时,应使用较大视野的望远镜(比如降低倍率)。

2. 目标注视及调焦功能训练

训练步骤

（1）已做到望远镜下准确定位。

（2）若望远镜下目标不清晰,可以捏住望远镜镜筒两端,左右慢慢旋转镜筒进行调焦,直到目标最清晰为止。

注意事项

（1）调焦一定是建立在可以熟练定位基础之上的。

（2）若病人的望远镜通常只在固定距离下使用,比如座位相对固定的学生,用望远镜看黑板,则一般调好焦之后下次就无需再次调焦了。

（3）有些视力障碍病人自幼视力低下,并没有清晰像的概念,如果碰到此种情况,需要让病人明白什么是清晰像或是模糊像,可通过投影放大的方法让其有感性认识。

（4）不能学会调焦者,可以试用非调焦望远镜。

3. 定位注视联合训练

训练步骤

（1）在不使用望远镜的情况下找到目标。

（2）保持视线不动,缓慢将望远镜放至眼前,使用望远镜寻找目标,并锁定目标不动。

（3）对望远镜进行调焦,直到看清楚目标为止。

注意事项

目标定位训练、注视及调焦功能训练实际上是定位注视联合训练的分解,或者说定位注视联合训练是前面几个动作的强化训练。当可以熟练使用望远镜后,从目标定位到清晰地看到目标,是一个连续的一气呵成的动作。

4. 跟踪训练(静止目标)

训练步骤

（1）在黑板上或纸板上画一条连续的短直线,此线全部在病人视野内,先不用望远镜看到此线,然后使用望远镜看清此线。

（2）再画一条更长的连续直线,练习从线的一端开始看,沿着线看下去,直到线的末端,病人控制自己的头部与望远镜"连在一起"缓慢匀速移动,在运动过程中望远镜不能偏离眼部(图 3-3A)。先不戴望远镜做此训练,然后戴望远镜再做上述训练。

笔记

（3）熟练之后改用虚线，采用同样的方式继续训练。

（4）熟练使用线条图训练之后可改用几何图形，病人从图的一边看起，逐渐看完全图，并说出图的形状。

（5）熟练使用几何图形之后改用不规则图形，病人从图的一边看起，逐渐看完全图，并说出图的形状。图上的每一条线都标明号码，号码字要小些，只有使用望远镜才能看清，线的颜色各不相同。让病人练习看清各条颜色的线及其号码，说明为直线、斜线、实线或虚线等等（图3-3B）。

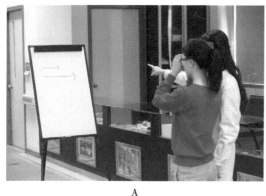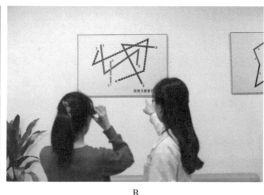

A　　　　　　　　　　　　　　　　　　B

图 3-3　运用望远镜做跟踪训练
A. 跟踪长的直线　B. 跟踪不规则图形

注意事项

（1）训练难度由浅入深，采用短线、长线、虚线、规则图形、不规则图形等逐渐复杂的图形进行训练。

（2）先固定训练距离，比如用黑板上的各种线或图形做训练，基本上望远镜调焦一次即可跟踪或看清全部图形。然后用一条彩色带或绳，放在地板上，旁标有号码，低视力病人从条带的一端看起，然后跟踪此条带到其末端。这样就要不断地定位、注视、调焦，才能完成上述训练。

5. **追踪训练**　跟踪训练是跟踪静止的目标，而追踪练习是追踪运动的目标。因此，后者比前者更难一些。可以先在室内训练，看指导者手中的目标，而目标可以做各种运动。待熟练之后可改为室外训练，比如练习追踪一个玩耍的小孩、骑自行车者或一个移动的汽车等。

6. **搜寻训练**　是用望远镜搜寻周围环境中的某一目标的练习方法。

（1）病人戴上望远镜，面对黑板，黑板上画一个搜寻用实线图形，在实线上沿着箭头方向标记不同的号码，注意号码是无序排列的。练习时，告知病人尝试沿着箭头方向，找到某一个号码，重复训练，直至病人能够熟练找到号码。

（2）当病人能熟练在实线上搜寻以后，改用和上述实线图类似的虚线图，用同样的方法练习，待病人能熟练找到目标号码以后，继续加大难度，将虚线的线段变短、线间间隔加长，最后线条全部消失，仅存留原线旁的号码。

（3）当病人掌握搜寻技术以后，再练习垂直搜寻技术，方法同上。然后再加长病人与黑板间的距离，线变细，号码变小，照明降低等，继续进行训练。

（4）最后实地训练，练习在拥挤的人群中搜寻病人熟悉的人，搜寻十字路口的红绿灯、街道牌、各种不同的建筑物（如商店、政府办公机构、影剧院等）以及天空中的飞鸟等。

笔记

附　远用助视器视觉训练实训记录单

1. 用适当度数的正透镜(置于一眼前)和负透镜(置于另一眼前)将实习对象模拟成低视力病人,并记录:

所用的透镜度数:右眼_____,左眼_____。

每一眼的远视力:右眼_____,左眼_____。

选择望远镜型号:_____。

戴望远镜后的视力:右眼_____,左眼_____。

2. 在配戴望远镜的基础上,先对眼前 50cm 的目标进行调焦,然后对无穷远的物体进行调焦,为了能看清无穷远的物体,这时需要如何转动望远镜?(镜筒拉长还是缩短?)_____。

分别取下置于眼前的正透镜和负透镜,为了能再次看清无穷远的物体,应如何调整每只眼前的望远镜(镜筒拉长还是缩短?)右眼_____,左眼_____。

3. 分别在黑板两端水平对应的位置上随机标出数字(在左边)和字母(在右边),每边各 10 个,数字和字母要小到只能戴放大镜才能看清的程度,在配戴望远镜的基础上,运用上述的视觉训练技巧,分别读出相对应的数字和字母,并由搭档记录漏读或错读的数字或者字母,以及读完所有字母和数字所花的时间。时间_____,总的错误数(包括漏读,错读,以及其他情况)_____。

实 训 四

近用助视器的认识、验配和使用训练

【目的】

1. 掌握近用助视器的验配和使用方法。
2. 熟悉常见近用助视器的结构,种类和用途。

【实训前准备】

1. **仪器和材料**　各种类型近用助视器、各种不同字体大小的阅读材料、汉字两对比阅读视力表、视觉训练图谱。

2. **实训方式**　两两一组,分别作为检查者和受试者,交换进行助视器验配,采用磨砂镜片或高度数镜片(如 +10.00D 或 −10.00D)的方式模拟低视力病人。用近用助视器进行视觉训练,练习定位、注视、调焦、跟踪以及追踪功能,记录视觉训练的要点,体会如何在使用近用助视器情况下提高视觉效率,测试使用不同字号阅读材料、不同阅读距离下的阅读速度。

【实训内容】

(一)临床常见的近用光学助视器

1. **眼镜助视器**　与普通眼镜相似,但是屈光力较大的正透镜(图 4-1)。该类助视器的优点是可解放双手,视野相对较宽,可以长时间的阅读,对手臂震颤者尤为适用。缺点是常常有周边畸变,凸透镜度数越高,阅读距离越近,当透镜超过 +10.00D 时常造成书写困难,阅读速度减慢。透镜度数增加时,不仅视野逐渐缩小,且妨碍照明。偏中心注视的病人使用有一定困难,他们必须通过转动眼睛或歪头来辅助看清目标。

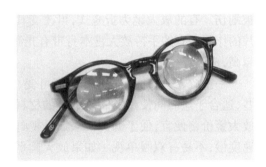

图 4-1　眼镜助视器

2. **近用(或中距)望远镜**　最简单的一种近用望远镜由一个非调焦望远镜和阅读帽组成,阅读帽是一个添加在物镜上的正透镜。常用的近用望远镜是眼镜式望远镜,其阅读帽的"帽"是橡胶制品,类似一个有弹性的橡胶套,在橡胶套内放上所需的正球镜,然后再将它套到望远镜的物镜上。近用望远镜的优点是比同样放大倍率的眼镜助视工作距离远。中距离望远镜适合一些特殊工作,如打字、读乐谱、画图及一些修理工作。双手可自由活动,易获得较好照明。缺点是视野小,景深较短。

3. **立式放大镜**　立式放大镜是固定于一个支架上的凸透镜(图 4-2),目标或读物与透镜间的距离是恒定的或可变的。常用的立式放大镜是固定焦距的立式放大镜。其中带光源

笔记

21

的立式放大镜实际上是手电筒式的立式放大镜,有的带有刻度尺,可对放大后的图像进行测量,对看地图等很有好处。圆柱形放大镜也是固定焦距立式放大镜的一种,放大倍率约为 $1 \times (+3.50D)$,放大时像的高度增加,宽度无明显放大。适合于中心视野缩小但视力损害不严重的病人。该放大镜为柱状,比较长,放大镜支架面上有一线条标志,作为阅读材料的参考线,以免字行的错位。使用时该放大镜可以"压住"1~2行字,看完一行再向下移一行,对视野小,找行困难或易读错行的病人极为有利。

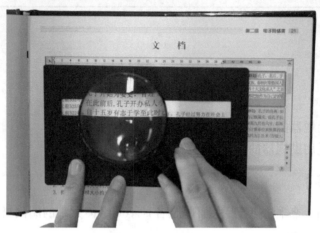

图 4-2　立式放大镜

固定焦距立式放大镜的优点是透镜安装在支架上,可预测焦距,阅读距离较正常。此类放大镜适用于儿童或不能用手持放大镜的成人进行短时间精细工作。放大镜本身可自带光源,不需要额外照明,且可与标准阅读眼镜联合使用。缺点是视野小,通常需靠近放大镜以获取较大视野。

4. 手持放大镜　是一种眼与透镜距离可任意改变的近用助视器。手持放大镜可有不同形状以及不同质地的外壳及手柄。塑料手持放大镜的外壳常比透镜要高一些,以防透镜被划伤。有的放大镜为折叠式,可改变其大小,携带方便,不使用时其外套也可起到保护镜片的作用。有的手持放大镜本身带有光源,且多见于放大倍率较高者。一般而言,放大倍率越高,透镜直径越小。

手持放大镜的优点是工作距离可变、放大倍率可变,且使用距离比一般眼镜助视器远一些,适合于短时间使用及阅读细小的材料,且一般不需用阅读眼镜,对照明要求不高。手持放大镜价格便宜,便于购买。缺点是视野较小,尤其在高倍放大时视野受限更加明显,阅读速度慢,不易有双眼单视。如果放大镜平面没有与阅读材料平行,而是成一定角度时,会产生像差,因此需要注意从透镜面的垂直方向视物。使用时需占用一只手,对于手颤病人不适用。

(二)近用助视器的验配

验配步骤

1. 选择康复方式　根据病人的双眼视力情况以及病人的使用要求,确定单眼康复还是双眼康复。若病人双眼视力相对平衡,应优先选择双眼康复;若病人双眼视力相差较大,应选择单眼康复;若病人希望使用助视器来辅助书写,要考虑使用眼镜式助视器,以解放双手;若病人仅仅用来辅助阅读,且双眼视力相差较大,可以选择合适倍率的手持放大镜。

2. 确定放大倍率　根据病人最佳近矫正视力,以及康复需求之间的差距,决定病人需要的放大倍率,通常要把病人的近视力康复到 0.3 或 0.3 以上(通常康复到 0.4 或 0.5)。如需要确定透镜度数,则根据 $M=F/d$,得出 $F=M \times d$,其中 M 为放大倍率,F 即为所要求的透镜

笔记

屈光度,d 为阅读距离。

3. 检查配戴助视器下的视力　根据使用助视器后的视力水平及时调整合适的放大倍率。

4. 试戴　根据病人试戴反馈,了解视力以及视野情况,如有必要,调整助视器种类以及放大倍率。

注意事项

1. 同远用助视器的选择类似,需要考虑放大倍率和视野之间的关系,在满足视力的情况下,尽量选择放大倍率小的助视器。

2. 可选择的近用助视器种类比较多,在给病人推荐助视器的时候,除视力和视野外,还应考虑到病人的使用需求、照明条件、工作距离、全身状态(比如帕金森病人不适合使用手持放大镜长时间阅读)等,综合多方因素后决定。

3. 如果为双眼阅读,由于调节与集合不协调,应附加底朝内的棱镜。对于眼镜式助视器,应提醒病人要将阅读材料尽量移近,以便能清晰聚焦,还要注意给予病人良好的照明,同时避免灯光直射眼睛。

4. 通常为满足病人在不同生活场景中的使用需要,可以验配多种助视器,比如在看药品说明书、超市商品价格等小字体时,可选择口袋式放大镜;而在书写和阅读时选择眼镜助视器。

例　某病人采用汉字两对比度阅读视力表 100% 对比度面检查双眼的阅读视力为 0.1,检查距离 40cm,阅读一般书刊需要达到的近视力约为 0.4,病人要求能够在助视器的辅助下顺利书写。验配步骤参考如下:

(1)选择康复方式　根据病人的要求,选择使用眼镜式助视器康复双眼视力。

(2)确定眼镜式助视器的屈光力　放大倍率 $M=0.4/V_N=0.4/0.1=4\times$,根据放大率公式 $M=F/2.5$,求出眼镜式助视器的屈光度 $F=2.5\times M=2.5\times4=10.00D$。

(3)检查配戴助视器后的视力　用 +10.00D 正透镜给病人试戴,阅读距离大约为 10cm,若病人能看清 0.4 视标,表明病人可以看清一般书刊、报纸等。

(4)病人试戴后满意。

(三)近用助视器的使用和训练方法

选用不同的光学助视器来进行以下视觉训练,并记录视觉训练的要点,同时注意体会如何使用近用助视器提高视觉效率。

1. 调焦训练　在使用手持放大镜时,需要调焦训练。

训练步骤

(1)用遮盖板遮住病人视力较差眼,让病人通过放大镜看目标。

(2)将放大镜放在阅读材料上,缓慢向上移动放大镜,调整放大镜与阅读资料之间的距离,使得通过放大镜看到的字体变清晰并变大,且再往上移动放大镜时,阅读资料反而变模糊,往回移动放大镜直至清晰为止,在此距离上可清晰阅读(图4-3)。重复练习几次,熟练掌握调焦技术。

注意事项

(1)若对上述调焦练习有困难,可考虑使用阅读架,也可使用带距离控制罩的放大镜。当病人使用手持放大镜难以控制焦距时,可用立式放大镜代替。

(2)需要让病人明白焦距或景深的含义,将目标离开焦点,即离眼很远或很近时,病人便无法看清目标。

(3)如果病人的较差眼对阅读带来干扰,建议遮盖该眼;如果没有明显干扰,可以双眼直接开放,使用好眼阅读。

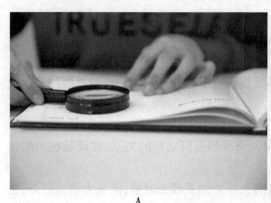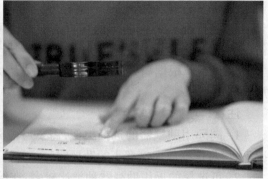

A   B

图 4-3 手持放大镜调焦训练
A. 放大镜放在阅读材料上   B. 放大镜缓慢向上移动

2. **定位训练** 在阅读开始时,需要找到每一行的开始处、文章的题目或图表等,必须使用定位技术。

训练步骤

(1)给病人一本书,让他找到某页左上或右上角的第一个字,左下或右下角最末一个字。

(2)让病人手持读物,或将读物放在阅读架上,用示指指向文章的开头处,或指向文章的标题,沿着一行一行的文字内容,找到页面最后一个字。

(3)在使用助视器的情况下重复上述练习,直至手眼协调,能熟练找到开篇第一个字以及最后一个字。

注意事项

(1)如做上述练习有困难,指导者可以在纸上写几行字,如前所述做定位练习。或在桌子上摆一些小东西(成行),让病人做定位练习。指导者要观察病人的体位、头部及眼位,并向病人提供合适的照明与对比度。

(2)如病人仍有定位困难,可设法增加目标与背景的对比度。让病人在不用助视器的情况下,使用其视网膜最敏感区对目标进行定位,然后将助视器移到眼前,进行定位及调焦。

(3)如病人定位有困难,应考虑换用低倍助视器,以增大视野,降低阅读定位难度。

(4)远用助视器训练时的定位相对容易,近距离助视器使用时除大致定位材料段落位置之外,在阅读过程中仍需要实时定位,否则容易串行。

3. **搜寻训练** 指导病人应用系统搜寻法寻找目标,阅读即是典型的近处搜寻功能体现。

训练步骤

阅读时,慢慢从左向右读,读完一行,从原行末尾回到第一个字,然后再移到下一行。阅读时,可以使用手指或裂口阅读器来辅助。

注意事项

为防止串行,降低阅读难度,可以采用一些辅助方式进行阅读。第一种方式可以采用裂口阅读器。第二种方式是在读过的每行字下面作出标记,用手指压住每行的第一个字,然后眼与手指同步移动。第三种方式是在纸上画横线,线的两端标出大数字,进行搜寻或扫描阅读。让病人从 1 读到 2,然后回到 1,再移到 3,读到 4,依此类推。下一步练习是以字代替数字 1、2、3 等,最后取消每行字两端的标记进行阅读。

4. **追踪训练** 近处的动态视觉训练。

训练步骤

(1)指导者用手拿一小目标,在病人面前从上到下,从左到右,以及做圆形运动,使病人用眼及头部运动来追踪此目标。并逐渐缩小目标,观察病人的反应。

笔记

（2）让病人自己手持目标，做上述追踪练习，观察病人的眼—手协调动作。内容包括当目标运动时病人是否能够注视目标，病人追踪目标时是头与眼一起运动，还是仅有眼球运动等等。

5.**注视训练**　对于一些使用助视器难以保持注视能力的病人，即应采取下列方法进行训练：增大训练目标，如阅读时使用大字印刷品；设法增加对比度；可改变助视器的种类，或降低助视器的放大倍率。

（四）闭路电视助视器（CCTV）的认识和使用训练

1.**闭路电视助视器的认识**　闭路电视助视器分为立式和便携式，其中立式包含显示屏、镜头、滑板、键盘、遥控器、电源线等部分。闭路电视助视器不仅放大倍率高（可以提供3×~60×的放大倍率），而且对比度、阅读背景均可调，并且包含定位等附加功能。通过调整背景/前景按钮，可以变换不同的背景和前景，如可以将白纸黑字变为黑纸白字，特别适合于白化病和角膜炎等畏光的病人使用。避免了病人由于视野受限而产生的定位困难，闭路电视助视器拥有类似裂口器阅读器的功能，可以通过键盘上的按钮，使阅读材料以单行（横行或者竖列）的形式呈现在病人眼前，可以逐行地上移或下移（也可以逐列地左移或右移），也可以用两条横线竖线分隔所要阅读的句子，并将两条分隔线逐行地上下或左右移动。

对于没有滑板的闭路电视助视器，病人需要用手来移动阅读材料，上述分隔功能就显得尤为重要。当放大倍率过大时，手上轻微移动一点，屏幕上的阅读视野即快速变动，因此需要增加训练，改善手的稳定性，改善阅读功能。也可以使用拍照功能，即页面移动好了之后将页面固定，就不会出现因手不稳或不小心移动，而难以定位的问题。

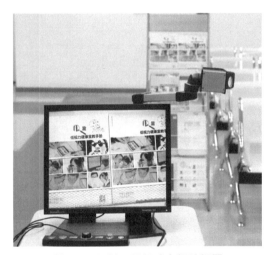

闭路电视助视器可以在设置病人能清晰阅读的最小放大倍率的前提下，以不同的阅读背景，测试每分钟的阅读速度。

闭路电视助视器基本功能如上述，但不同品牌的仪器，附加功能有所不同，指导者应充分熟悉产品后指导病人使用。远近两用闭路电视助视器（图4-4）除近用外，还可通过转动镜头将远处目标成像于屏幕，用来看远处，对在校学生尤为适用。

图4-4　远近两用闭路电视助视器

2.**立式闭路电视助视器使用训练**

训练步骤

（1）介绍闭路电视助视器的组成以及功能，让病人熟悉仪器的性能。

（2）打开电源开关，将阅读材料放置在可滑动的平板上，将镜头位置调整至阅读材料正上方。

（3）调整放大倍率按钮，获得合适大小的放大倍率。

（4）调整背景/前景按钮，选择阅读最舒适的背景和前景色，如黑底白字或黄底蓝字等。

（5）定位功能调整　阅读材料以横行或者竖列的形式呈现在病人眼前，可以逐行地上下移动每一行字，或逐列地左右移动每一列字。也可以用两条横线或者竖线分隔所要阅读的一行或一列句子，并将两条分隔线逐行或逐列移动。

（6）反复练习几次，直至熟练阅读。

（五）用大字印刷体进行阅读速度测试

阅读速度测试是评价低视力病人阅读能力的重要方式之一。在近用助视器验配及训练

笔记

时,先选用合适大小的大字体阅读材料(如二号),在不使用助视器条件下检查病人的阅读速度。然后用助视器辅助阅读常规字体的阅读材料(如五号),检查阅读速度。在进行近距离视觉训练时,理论上应将病人使用助视器阅读常规字体材料的速度提高至和阅读大字体材料相同的速度。当助视器辅助阅读速度无法提高至潜在阅读速度时,应考虑是否有其他原因阻碍阅读功能,并适当调整。另外,重复检查阅读速度,有利于跟踪阅读功能变化情况,评估视觉康复训练效果。

训练步骤

1. 在不使用助视器的情况下,阅读距离 35cm,测试阅读二号字阅读材料 2 分钟,计算每分钟阅读多少字。

2. 在使用助视器的情况下,阅读距离 35cm,分别测试阅读小二号、小五号字阅读材料 2 分钟,计算每分钟阅读多少字。

3. 在使用助视器的情况下,阅读距离 10cm,分别测试阅读小二号、小五号字阅读材料 2 分钟,计算每分钟阅读多少字。

笔记

附　近用助视器视觉训练实训记录单

1. 将适当度数的负透镜置于右眼前,把实习对象模拟成低视力病人,并记录:
所用的透镜度数:＿＿＿＿＿＿＿＿＿＿,近视力:＿＿＿＿＿＿＿＿。
所采用的近用助视器规格:＿＿＿＿＿＿＿＿＿＿＿＿＿＿＿＿。
使用近用助视器以后右眼的康复视力是:＿＿＿＿＿＿＿＿＿＿＿＿。
2. 阅读速度测试,并通过测试,体验不同放大倍率、不同阅读距离、不同字体大小情况下的阅读感受。为受试者提供以下资料:两种放大倍率的手持放大镜,2× 和 5×,两种不同阅读距离,10cm 和 35cm,两种字体大小的阅读材料,小五号字和小二号字,分别进行如下测试,连续阅读 2 分钟,取平均值:

放大镜倍率(倍)	阅读距离(cm)	字体大小	阅读速度(字/分钟)
2	10	小五	
2	10	小二	
2	35	小五	
2	35	小二	
5	10	小五	
5	10	小二	
5	35	小五	
5	35	小二	

3. 用闭路电视助视器以最小的放大倍率,分别以黄色背景蓝色字体、黑色背景白色字体,始终保持眼睛到屏幕的距离不变,测试小五号字的阅读速度:
黄色背景的阅读速度＿＿＿＿＿＿＿＿字/分钟
黑色背景的阅读速度＿＿＿＿＿＿＿＿字/分钟

实训五

视觉引导

【目的】

掌握引导技巧,学会判断视觉障碍人士何时需要视觉引导。

【实训前准备】

1. **仪器和材料** 有门、走廊、阶梯的空旷场地、凳子、眼罩。

2. **实训方式** 两两一组,分别作为引导者和被引导者,交换进行视觉引导,采用眼罩将双眼遮盖方式模拟低视力病人,绕场地一周,最后就座。

【实训内容】

(一) 行走

引导步骤

1. **接触** 靠近一位视觉障碍人士时,引导者首先应自我介绍,询问对方是否需要帮助。不可未经许可直接抓住或者用力拉扯对方。如果对方表示需要帮助,引导者向被引导者伸出手背,用自己的手背轻轻碰触被引导者的手背(图 5-1A)。

2. **扶握** 指导被引导者靠近引导者一侧的手,沿着手背—手臂向上移动,握住引导者的上臂的肘关节上方,拇指置于外侧(远离引导者一侧),其余四指置于内侧(靠近引导者一侧)(图 5-1B)。行走时必须牢牢握紧但不至于感觉不适,如抓得太紧应予告知。

3. **姿势以及相对位置** 被引导者在引导者身旁,放松而平稳地握住引导者手臂。被引导者手臂弯曲成 90° 并紧贴其上身,和引导者保持半步距离,跟随引导者移动(图 5-1C、D)。当遇到盲人在过马路时走偏了,或是没有在斑马线上,可以及时给予口头提醒,例如"向左走"或"向右走"。

4. **特殊路况**

(1) 狭窄区域:当走近狭窄或拥挤的区域,如出入口时,引导者将前臂和手放在背后靠下方,肘屈曲成 90°,掌面朝外。让被引导者把手放在引导者腕部,保持紧握,身体移至引导者正后方,离引导者一臂距离,放小放慢脚步。走过狭窄区域之后,手臂回到通常引导姿势,继续行走。

(2) 门:走近门时,采用通过狭窄区域的姿势,告知被引导者门打开的方向。这样能帮助他们在通过门时用另一只空余的手扶门。引导者不必转身扶门,以免分散注意力(图 5-2A)。

(3) 阶梯:在靠近第一步阶梯时就告诉被引导者,前面快要有台阶了,并提醒是上楼梯还是下楼梯,以及台阶数量,让被引导者有心理准备。走近阶梯,使被引导者站在靠近阶梯扶手一侧,并提醒对方可以扶着扶手,停下来让被引导者确定第一阶的位置并握好扶手。引

笔记

29

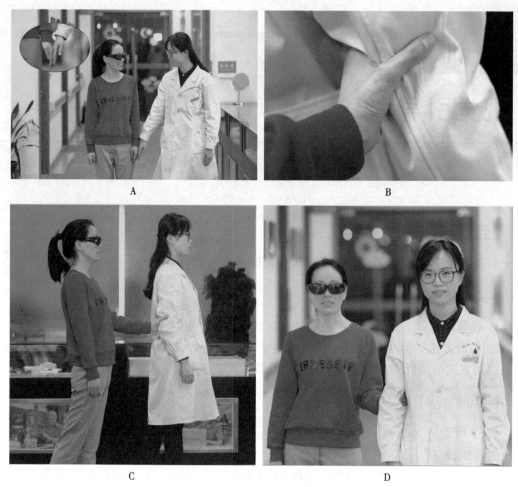

图 5-1   行走过程的视觉引导
A. "接触"   B. "扶握"   C、D. 行走过程中的姿势以及相对位置

导者始终先于被引导者一个台阶,像通常一样行走。始终靠一侧行走以免和他人相碰撞(图 5-2B)。每到一个平台都应停顿,若被引导者能与引导者并排站立,这提示他们没有阶梯了,然后再继续行走。到达阶梯的顶部或者底部时应告知被引导者。

(二)就座

指导被引导者就座时,应该从前面或旁边走近座位,告诉对方正站在座位的前面或旁边,带领他慢慢靠近,直到他的膝盖或胫骨触及座位,告诉他们座位是否有扶手,将被引导者的手臂放在椅背上,让被引导者用他扶握着的手顺着引导者的手臂触及座位(图 5-2C)。

注意事项

1. 支撑挽扶   对于一些体质虚弱,或平衡有问题的被引导者,标准的挽扶方法是不够的。他们可能更喜欢用自己的手臂挽着引导者的手臂,而不是握在引导者的肘上方。这使两个人靠得更近且能提供更多的支撑。引导者需要减慢行进速度以适应被引导者的视觉缺陷和行走摇晃。

2. 握持时,需抓紧手臂,不允许仅抓住衣服。

3. 行走时速度适中,保持与被引导者一致。

4. 遇到阶梯、边栏或表面地质改变、狭窄区域时应停顿并有口头提示。

5. 行走过程中要跟被引导者交流,及时告知路况信息,保证被引导者安全。

笔记

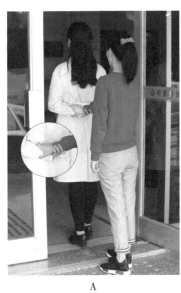 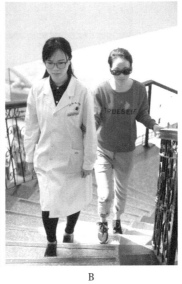 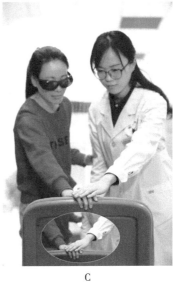

A B C

图 5-2 遇到特殊路况以及就座时的引导方式
A. 进出门 B. 上下台阶 C. 就座

笔记

实训六

盲杖的使用

使用盲杖辅助行走,是改善盲人独立出行能力的重要方式之一。

【目的】

熟悉盲杖使用技巧。

【实训前准备】

1. **仪器和材料** 有门、走廊、阶梯的空旷场地、凳子、眼罩、盲杖。

2. **实训方式** 两两一组,分别作为引导者和被引导者,使用眼罩将双眼遮盖的方式模拟低视力病人,使用盲杖行走,绕场地一周,最后就座。

【实训内容】

(一) 行走

训练步骤

1. 选择适合的盲杖,盲杖长度以从地面到执杖者胸口位置为宜。杖尖可根据地面条件和个人需求选择合适的材质和形状。

2. 松开捆绑杖体的腕带,让其自然伸展。

3. 试探盲杖的牢固程度,可竖立盲杖并用力支撑进行测试。

4. 根据习惯选用右手或左手持杖,手掌虎口张开,将拇指放在杖柄内侧,示指放杖柄斜面侧,其他三个手指放在杖柄的下方弯曲,轻松握住(图 6-1A)。

5. 手臂放在身体的中线上,此时肘关节微屈,靠近身体。若盲杖握在身体一边,走路时会因走不直而改变方向。

6. 杖尖置于身体的正前方距脚尖约 1m 的地面上,运用"两点式触地法"或"三点式触地法"进行地面探测,探测时以身体中线为中心,向左右两边延伸,不可只探右边或左边。探测高度大约为离地面 5cm(图 6-1B)。

7. 盲杖在地面上轻轻摆动,幅度比身体最宽部略宽,如肩宽或臀宽,以确保前方路面没有障碍物并可方便自己顺利通行。

8. 持杖行走时,用手腕控制盲杖左右摆动,不要摆动整个手臂。同时节奏协调,如盲杖末端移到右边,左脚向前迈进;盲杖移到左边,右脚向前迈进。即盲杖尖端总是接触下一次脚要迈到的地方。

9. 如感知下方有障碍物,可用盲杖或另一只手顺着盲杖轻轻滑下来试探障碍的大小,如不可跨越,需绕道行走。如感知上方有障碍物,伸出手臂弯曲 90°,手掌面朝外,放置在头部前面,进行上身头部保护。

笔记

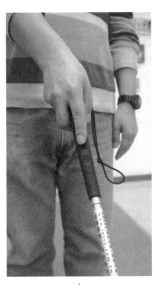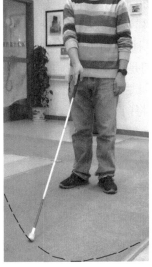

A B

图 6-1　行走过程中盲杖使用方式

A. 持杖方式　B. 杖尖摆动方式

注意事项

1. 盲杖尖端总是指向地面,不能将盲杖举离地面指向前方,这会给别人带来危险。

2. 行走时,盲杖应轻轻接触地面,以免杖尖被卡住。

3. 盲杖尖端不能从一边跳到另一边,不然会漏掉路中间的障碍物。

4. 腕带为捆绑盲杖或是悬挂盲杖时使用,不可在行走时套于手上,避免出现盲杖被刮走时连人一起摔倒的情况。

5. 身体较弱或是年纪较大者,可选择具有支撑功能的支撑盲杖。

(二)利用盲杖上下楼梯

训练步骤

1. 到楼梯口时,停下并面对楼梯站好。

2. 上楼梯时,用盲杖试探楼梯最下一级台阶的宽度、高度和长度,楼梯两边是否有扶手及是否有障碍物,选好安全地方准备上楼梯。如有扶手,以一手扶住扶手前行。

3. 伸直握盲杖的手臂与肩同高,以拇指顶直盲杖,改用拿笔的手法握住盲杖,并使杖尖与第二级台阶的边缘接触,往上行走。

4. 盲杖与楼梯保持自动叩击,直到没有与楼梯接触的声音,就表示已到了最上层。但注意仍要再踏上一级台阶才能上完楼梯。

5. 到楼梯口时,停下并面对楼梯站好。

6. 下楼梯时,用盲杖探测楼梯最上一级台阶的边缘。试探台阶的高度、宽度及长度,楼梯两边是否有扶手及是否有障碍物,然后选好安全地方,准备下楼梯。如有扶手,一手扶住扶手前行。

7. 将盲杖倾斜在第二级台阶上,并稍微提起一点,使盲杖不接触台阶面,仅与台阶的边缘接触。

8. 当盲杖尖端触及地面时,表示快到地面了,但注意还应再下一级台阶才能到达最底面。

9. 上、下完楼梯后,一定要用盲杖探测一下前面是否有障碍物后,才能继续行走。

(三)持杖进出门

1. 斜握法持杖行至门口处,探测门口情况。

2. 如果盲杖探知门是开着的且无门槛时,可用杖尖左右点触门框后,将盲杖置于中间即可进出门;如有门槛可将杖尖在门框中间抵住门槛底部,慢慢竖起盲杖并换成握笔法持杖,同时小步前移至门槛前,用杖尖探知门槛的高度后迈过门槛进出门。

3. 如盲杖探知门是关闭的,可将杖尖抵住门底,改握笔法持盲杖走近门前;先用非持杖手触摸找到门的把手试探门的开启方向,然后用靠近门铰链一侧的手(如是持杖手,可换另手直握持杖)推或拉将门充分打开;持杖手把盲杖移至体前直握探索进出门。进出门后,一定要将门轻轻地关上。

实训 七

低视力生活技能之标记的使用

【目的】

1. 熟悉生活中常用的标记。
2. 熟练使用水位报警器倒水。

【实训前准备】

1. **仪器和材料** 标记笔、粗线笔、橡皮筋、按键贴、录音便笺卡、水位报警器等各种类型的标识、磨砂镜片、托盘、水位提醒器、水杯、装有水的水壶等。

2. **实训方式** 两两一组,分别作为引导者和被引导者,使用眼罩将双眼遮盖的方式模拟低视力病人,交换使用各种类型的标识,掌握安全倒水的方法。

【实训内容】

(一) **各种类型标识的认识**

1. **大字卡片** 一般用于调料瓶或盒装物品,可用加粗黑笔写在白纸上,或者使用打印的加粗字体,剪成适当大小的贴纸,贴在瓶或盒子的显眼处,这样低视力病人就可以利用他们的残余视力来辨别,这种标记成本低,容易制作(图 7-1)。

2. **立体突出标记点** 一种是固体塑料小标记,这类小标记有不同的颜色、不同大小以及形状,可以随意贴在经常使用的按键开关上,比如电器开关,低视力病人借助固体塑料小标记来帮助辨别(图7-2A)。另一种是液态颜料制成的小标记,可以将不同颜色颜料直接挤到需要做标记的按键表面,大约过24 小时以后颜料会硬化,触感明显,且可以根据低视

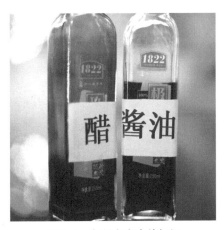

图 7-1　自制大字卡片标识

力病人的个人喜好做成各种标记(图 7-2B)。两种标记方法所使用的材料均有多种颜色,可根据需要来选择对比最明显的颜色做标记,如橙色、黑色和白色。

3. **松紧带** 一般用来标记一些外包装相似、不易通过视觉和嗅觉来辨别的食品。如纯牛奶和酸奶盒子比较相似,可以在纯牛奶盒子上绑一条松紧带加以区分(图 7-3)。

4. **录音便笺卡** 一种可以重复使用的录音磁卡,操作非常简单,只需要把标记的物品名称录到磁卡上并悬挂到该物品上,使用时将卡片取出,插入录音盒读卡即可(图 7-4)。不过该录音便笺卡与其他三种标记相比价格较贵,且国内该便笺卡较少见。

笔记

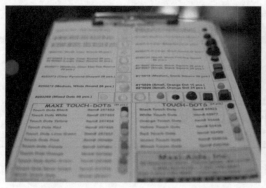
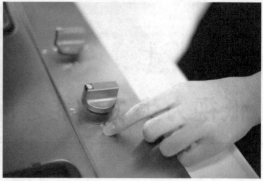

A B

图 7-2　立体突起标记
A. 固体塑料小标记　B. 液态颜料硬化后的标记

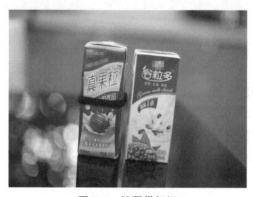

图 7-3　松紧带标识

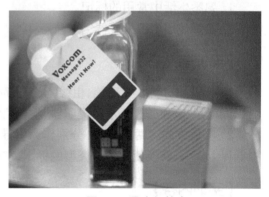

图 7-4　录音便笺卡

5. **水位报警器**　一种可以用于提醒水位的语音提醒工具(图 7-5)。将水位提醒器挂于水杯边缘,2 根探针朝杯内,缓缓倒入液体,当水位满至水位报警器触角时,则会发出报警声音提醒。

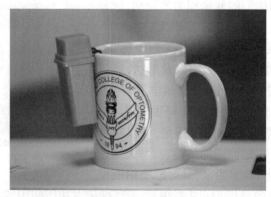

图 7-5　水位警报器

(二) 使用水位报警器倒水

训练步骤

1. 把所需物品放置到托盘里。
2. 把水位提醒器挂在水杯上,使有探针面朝向杯内。
3. 一手持水杯,一手持水壶,并使水杯与水壶在同一个水平线上,手不松开。
4. 将水杯与水壶慢慢接近,直到接触为止。

笔记

5. 手慢慢提起水壶,往水杯方向移动,移动过程中,水壶始终跟水杯有个接触点。

6. 用持水杯的手示指伸出探测水壶壶口的位置,确定是否壶口位置在水杯上方。

7. 往水杯里缓慢匀速倒水。

8. 当听到"滴滴滴"声时停止倒水。